WH

色觉检查图

第 2 版

主编　吴乐正　　黄时洲

编者　吴乐正　　黄时洲

　　　　梁炯基　　陈又昭

北京科学技术出版社

图书在版编目（CIP）数据

色觉检查图：第2版/吴乐正，黄时洲主编. —2版.—北京：北京科学技术出版社，2014.6（2024.8重印）

ISBN 978-7-5304-5551-7

Ⅰ.色… Ⅱ.①吴… ②黄… Ⅲ.色觉试验 – 图谱 Ⅳ.①R770.42–64

中国版本图书馆CIP数据核字（2014）第043882号

责任编辑：李金莉　尤玉琢
责任校对：黄立辉
责任印制：李　茗
封面设计：桑　聪
出 版 人：曾庆宇
出版发行：北京科学技术出版社
社　　址：北京西直门南大街16号
邮政编码：100035
电话传真：0086–10–66161951（总编室）
　　　　　0086–10–66113227（发行部）
网　　址：www.bkydw.cn
印　　刷：北京捷迅佳彩印刷有限公司
开　　本：787mm×1092mm　1/24
字　　数：100千
印　　张：3
版　　次：2014年6月第2版
印　　次：2024年8月第12次印刷
ISBN 978-7-5304-5551-7

定　价：38.00元

编者简介

吴乐正　中山大学眼科教授，博士研究生导师，亚非眼科学会副主席。曾任中山医科大学中山眼科中心副主任、眼科研究所所长、眼科教研室主任、首届卫生部眼科学实验室主任、美国斯坦福大学、霍普金斯大学及美国国立眼科研究所访问学者及研究科学家；德国慕尼黑马克西梅兰大学眼科医院等宾客教授，国际临床视觉电生理学会委员，中华医学会眼科学会视觉生理学组组长。第28届国际临床视觉电生理学术会议主席，第1届国际热带亚热带眼科学术会议主席，第12届亚非眼科大会主席。《中华眼科杂志》副总编辑、《眼科学报》总编辑。

主要从事视觉生理、眼黄斑疾病和视觉补偿的诊治及研究。发表学术论文280篇。编著《人工视觉》《视网膜电图学》《眼病微量元素临床及实验研究》《现代眼科门诊手术指南》《临床视觉电生理学》《眼部症状的鉴别诊断》《眼科全书》（第一卷）《光明使者》《Advances in Ophthalmology》《临床多焦视觉电生理学》《中华眼科学》（第一卷）《临床眼黄斑病学》《Clinical Visual Electrophysiology》等书。曾获国家级教学成果优秀奖，卫生部、国家教委等科技进步奖；获卫生部有突出贡献中青年专家等荣誉称号。享受国务院政府特殊津贴。并获美国防盲研究会奖，世界眼科基金会杰出服务奖，亚洲-太平洋眼科学会杰出贡献奖，美国视光学学会及神经视光学康复学会贡献奖等国际奖项。

黄时洲　中山大学中山眼科中心主任医师，硕士研究生导师，黄斑病科主任。曾任日本九州大学医学部眼科访问研究员，中华医学会眼科学会视觉生理学组副组长。从事黄斑病临床工作和视觉生理研究，负责研究生、视光学系学生和进修生"视觉生理"课程和眼底血管造影教学，在眼底形态学改变和视功能评估相结合以诊断疑难眼底病变方面具有一定造诣。以第一作者发表学术论文 40 篇（其中国外 SCI 杂志论文 3 篇），以合作者发表论文 112 篇。主编《中华眼科学》（第 3 版）（第一卷），担任《临床多焦视觉电生理学》《眼部光学相干断层扫描学》《眼部吲哚青绿血管造影学》《眼底病临床诊治精要》《眼部症状的鉴别诊断》及《临床视觉电生理检查法和应用》（中英文影像资料）副主编，参编《现代黄斑疾病诊断治疗学》《现代基础眼科学》《Storz 眼科手册》《临床视觉电生理学》《眼科学》（全国中西医结合教材）《眼科基础与临床》《临床眼黄斑病学》《中西医结合眼科学》（研究生教材）。主持的"多焦视觉电生理临床应用及应用基础的研究"获教育部科技进步二等奖、中华医学会科技进步三等奖、广东省自然科学进步奖三等奖；"临床色觉研究"获广东省医学科技进步三等奖。以合作者获省部级奖励 7 项。

梁炯基　中山大学中山眼科中心、眼科研究所视觉生理研究室高级工程师，1968 年毕业于中山大学物理系，长期从事视觉生理仪器设备开发及支持工作。为《计算机视野学》《罗兰视觉电生理仪测试方法及临床应用图谱学》等副主编，参加编写《临床多焦视觉电生理学》等专著。曾获教育部科技进步三等奖、广东省自然科学进步奖二等奖等。

陈又昭　中山医科大学中山眼科中心眼科副教授，硕士研究生导师，曾任中华医学遗传学会眼科专业委员会副主任委员，广东省预防医学会妇幼保健学会理事，广东优生优育协会专家委员会委员等。曾在美国华盛顿国立医学中心儿童医院眼科进修，主持中山医科大学中山眼科中心小儿眼科和遗传病实验室及卫生部眼科学实验室遗传病室工作。发表学术论文 60 余篇。参加《眼科全书》《中华眼科学》遗传学篇章等编写。

再版前言

色觉检查图仍然是目前进行色觉筛查的重要方法，广泛应用于学校体检、入伍体检、驾驶员筛选及需要色觉辨别力的工作能力测定等。

我们编撰的《色觉检查图》自从 2009 年 6 月第 1 版印刷及发行以来，得到全国各地应用部门的厚爱，已进行了 7 次印刷，印刷量接近 3 万册。

在本《色觉检查图》应用期间，我们通过其与色觉排列试验和色觉镜等对照研究，证明本《色觉检查图》适合于临床应用。在第 2 版中，我们对一些图案进行了改动，以消除其他因素在色觉检查中的影响，提高其有效性和准确性。

感谢北京科学技术出版社编辑的大力支持和帮助，使第 2 版得以面世，更欢迎各界不吝指正。

吴乐正　黄时洲

2014. 3. 6

色觉是人眼重要的视功能之一，色觉检查的方法主要有假同色图试验 (Pseudo-isochromatic Plates)、彩绒试验 (Wool Skeins Test)、色彩排列试验 (FM-100 Hue Test, Panel D-15 Test) 和色盲镜检查 (Anomaloscope) 等。各种检查的侧重点不同，各有一定的优缺点。

色觉检查图是根据假同色原理设计的检查方法，具有检查简单、快速的特点，对于结果的确认也比较明了，用于筛选色觉异常已有百年历史。

本色觉检查图吸取国内外色觉检查图的优点，设置了多种类型的检查图式，有几何图形、数字图形、线条图形、物体图形等，可用于检测红绿色觉及蓝黄色觉异常。

几何图形和数字图形是最常用的检查类型，线条图形有助于语言困难者使用，物体图形可用于儿童检查。蓝黄色图则用于检测蓝黄色觉异常。根据受检者的年龄、智力状况等可选择全部或部分图片进行检查。

色觉检查环境须光线明亮，但不宜有强反射及直射光，要求检查环境安静。检查时，将色觉检查图放置于眼前 50 厘米处，可用自然光作光源，每张图阅读时间大约为 5 秒钟。

本色觉检查图的临床意义见附件一，表中列举各类色觉状况受试者对图的辨认情况。附件二为检查结果的报告表模式，可供参考。

本色觉检查图在设计和印刷中可能存在不足之处，如在使用过程中发现问题，请及时告知作者，以便再版时修正，作者在此表示衷心感谢。

色觉检查图及其临床应用

　　人视觉系统的适宜刺激为一定波长范围内的电磁辐射。人眼所能看到的这部分电磁辐射叫做光，又叫可见光或光辐射。按波长顺序排列起的全部可见光叫可见光谱。正常人仔细观察一个明亮的可见光谱，可清楚看到以红光为一端，紫光为另一端，排成红、橙、黄、绿、青、蓝、紫序列的各种颜色。但是色觉异常者却对光谱部分区域的颜色分辨不清。

　　色觉的形成是从光刺激视锥细胞的视色素代谢开始，通过神经兴奋从光感受器传递到视觉中枢，得到大脑的综合分析而获得颜色感觉。

　　人们的生活离不开颜色，从事交通运输、化工、矿业、美术、医学、生物等等职业者更需要具备良好的色觉。随着科学技术的不断发展，各行各业对工作中的色觉要求越来越严格，色觉测定不仅应用于对先天性色觉异常者的快速筛选，而且涉及需要精细颜色辨别力工作者和学员的选择。因而，色觉检查是就业、就学、服军役等必须的体检项目。根据世界各地报道，先天性色觉异常率高至4%～8%之间，男：女为10：1。

　　色觉异常可分为先天性色觉异常和后天性色觉异常。先天性色觉异常者出生后就具有色觉障碍，在一生中不变，可遗传给下一代，但没有其他视功能的损害。后天性色觉异常则是由于眼病、全身性病变、神经系统疾病、化学毒物、药物或年龄因素等所致，因而也称为获得性色觉异常。后天性色觉异常者可两眼色觉不同，常伴有其他视功能损害，且以蓝黄色觉异常者居多，男女罹患率相同。根据病变程度或接触药物的程度不同，色觉异常的程度也不同。

一、色觉学说

关于色觉形成的机制，目前仍未完全清楚，主要有下列学说。

三原色学说　1807 年 Young 提出了三原色的假设，Helmholtz 于 1860 年在此基础上提出在人的眼睛内有三种基本的颜色视觉感受器。这个学说认为视网膜中包含着感红、感绿和感蓝三种光感受器，通过这三种光感受器感受光线中不同的光谱成分，产生不同的颜色感觉，如长波端为主为红色感觉，中波端为主为绿色，短波端为主为蓝色；三种感光细胞不同程度同时兴奋，经过混合，形成混合色。

对立机制理论　1864 年 Hering 提出对立机制理论，即四色理论。红和绿感受器、黄和蓝感受器是两对起对立作用的器官；黑和白感受器是第三对对立的感受器官，任何颜色光和白光都能传送黑 - 白机制的明度信息。基础研究已经证实红 - 绿对立和蓝 - 黄对立节细胞的存在。色调可能由四类对立细胞不同比例的活动所编码，饱和度由不同比例的非对立活动和对立活动所代表。

阶段学说　Abramov 于 1968 年提出颜色视觉过程可分成四个阶段：第一阶段，视网膜的三种独立视锥细胞感光物质有选择地吸收光谱中的不同波长辐射，同时又单独产生白和黑反应；第二阶段，由视锥细胞引起的神经兴奋向视觉中枢传导过程中，经重新组合，形成红或绿、黄或蓝、白或黑等三对对立性的神经反应。第三阶段在大脑皮层的视觉中枢产生各种颜色感觉。

Land 理论　Land 假设人的视觉包括三个独立的视网膜皮层系统 (Retinex)。每一个视网膜皮层系统都对视野中的长、中、短波等各种颜色独立地起反应，在中枢神经系统就建立了三种独立的景物图像。Land 认为这三种视网膜皮层图像不同明度地相互比较决定了颜色知觉。如果三种视网膜皮层反应的明度基本上相同，就是中性色 (即白色)，失去平衡就产生颜色。但这个理论还存在争议。

二、色觉的分子生物学研究

Dalton 于 1798 年首次发表了关于他本人色觉异常的科学论文，引起了对色觉异常的遗传学研究。以后通过家谱调查，明确了红绿色觉异常的性染色体隐性遗传特征。两个多世纪的光学、心理物理学和生物化学的实验证实了色觉取决于视网膜视锥细胞中三种光吸收分子（感光色素）。而 Nathans 等应用分子生物学方法证明视紫红质基因来自于第 3 对染色体，蓝色觉视色素基因来自于第 7 对染色体，红绿色觉视色素基因位于 X 染色体，确定编码红、绿、蓝感光色素的基因及其变异，是色觉研究上的重大突破，在色觉和进化的研究上具有重大指导意义。

三、假同色图检查

色觉检查有假同色图检查、排列试验和色觉镜检查等方法。假同色图检查，即色觉检查图检查，因为操作简单、方法快捷、费用低廉而得以在临床上广泛应用。

假同色图的设计在最初是使用试错法 (trial-and-error) 进行的，即邀请有明确色觉异常者和设计者一起工作，由两者进行对比而筛选出色觉异常者混淆的颜色，在应用过程中逐渐淘汰而保留理想的图形。1941 年国际照明委员会 (Commission Internationale of Eclairage，CIE) 根据很多色觉正常观察者的平均颜色匹配设计了 x,y 色度图 (x,y chromaticity diagram)，以后发现在色度图上，某些连接线的颜色在色觉异常者的感觉上是一样的，称为同色线（isochromatic line）或混淆线（confusion line)，许多假同色图根据色混淆线进行设计。

假同色图是在不同颜色点的背景上呈现不同颜色的图案、数字或曲线。依据假同色图的设计方式可分为消失型同色图 (vanishing design)、定性诊断型同色图 (qualitatively diagnostic plate)、转移型同色图 (transformation plate) 和隐字型同色图 (hidden digit plate)。消失型同色图包含着正常人容易读出而色觉异常者不易读出的数字或图案；定性诊断型同色图也是一种消失型同色图，可以把红色觉异常与绿色觉异常区分开来；转移型同色图则在一个背景上有两个图形或数字，其中一个图形或数字正常人容易辨认而另一个图形或数字色觉异常者容易辨认出来，也有的设计是红色觉异常者看到其中一个图形或数字而绿色觉异常者则看到的是另一个图形或数字；隐字型同色图对正常人来说其数字或图案消失了而色觉异常者则易于辨认。此外，在多数假同色图检查中还设计了示范图，它是在均一颜色的背景上呈现相同或不同颜色的数字或图案，可用于对患者示范或检出伪色盲者。

假同色图检查快速而容易进行，且较为便宜，适合一般检查使用；但照明光源的光谱质量会影响图案的阅读。此外，还没有根据试验结果区分色觉异常类型的精确标准。

检查时，将假同色图放置于眼前50厘米处，使用自然光作为光源，每张图阅读时间大约为5秒钟，根据受试者阅读错误的数量及读错的图形类型进行判断。目前，假同色图检查仍然作为一种筛选的手段，将正常人和色觉异常者分开。

四、色觉异常

（一）先天性色觉异常

1.先天性色觉异常的发生率

各民族和种族色觉异常发生率各不相同。大样本汉族人的调查表明，男性色觉异常发生率为5%，而女性为0.8%。

2.先天性色觉异常的各种类型比例

我们对3456名中学生用假色盲图筛选出色觉异常者106名，通过假同色图、Panel D-15试验和色觉镜的联合检查，显示红色盲、重度红色弱、轻度红色弱间三者之比为1.00：0.14：0.62；绿色盲、重度绿色弱、轻度绿色弱间三者之比为1.19：0.24：1.33（以红色盲的病例数为基数1.00），与国外的情况有所不同。

3.先天性色觉异常的特点

先天性色觉异常具有出生时就存在、双眼对称、一生中保持不变、并有遗传性的特点。

4.先天性色觉异常的分类

先天性色觉异常分为异常三色视、二色视和一色视。

异常三色视者不同于正常三色视者的匹配，对每一种光谱的颜色感觉也与正常人不同。

二色视者仅需两种原色以匹配光谱色。可细分为红色盲和绿色盲。常染色体显性蓝色觉异常在临床上极为少见，以辨认紫-黄色光的能力缺乏为特点。

一色视 (monochromatism) 即色觉完全缺陷，或称为全色盲 (achromatopsia)，极为少见，多数是病理性的，如视网膜视锥细胞营养不良和变性。可分为典型性全色盲 (typical achromatism) 和非典型性全色盲 (atypical achromatism)。典型性全色盲也称为视杆细胞单色视 (rod-monochromatism)，非典型性全色盲也称为视锥细胞单色视 (cone-monochromatism)。

（二）后天性色觉异常

后天性色觉异常是指由于眼病、全身性病变、神经系统疾病、化学物、毒物、药物或年龄性因素等所引起的色觉异常，因而也称为获得性色觉异常。

后天性色觉异常具有如下特点：①两眼色觉不同或两眼色觉缺损的程度不同；②可伴有其他视功能损害；③蓝黄色觉异常多见；④男女患病率相同；⑤与病变程度或接触药物的程度有关；⑥可能存在色幻视；⑦分类易混淆；⑧颜色辨别力受损较多见；⑨可合并先天性色觉异常。

我们发现在老年黄斑变性、视神经炎和慢性开角型青光眼等多种眼病患者中，大多数表现为蓝色觉异常，也有少数病例接近于红色觉异常或绿色觉异常，病情严重者表现为全色盲。

示范图

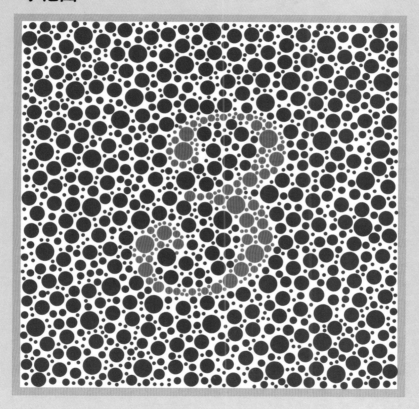

图 1

示范图

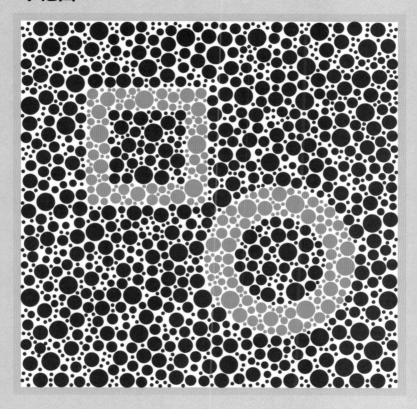

图2

示范图

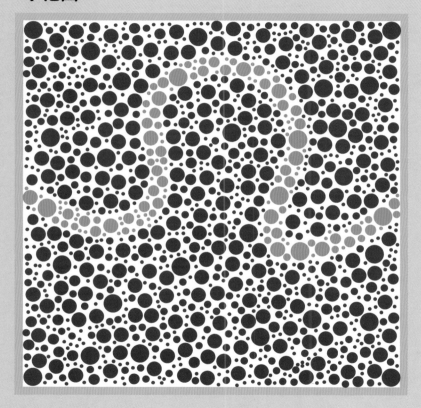

图 3

示范图

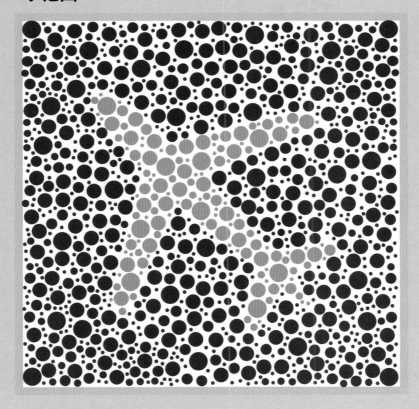

图 4

几何、线条图

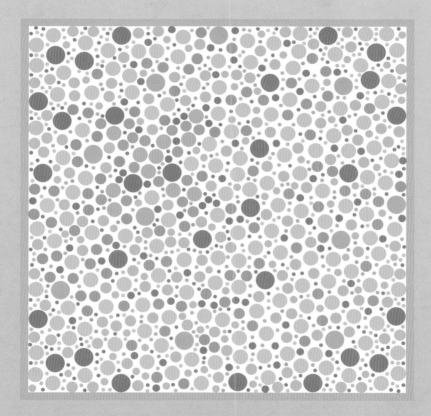

图 5

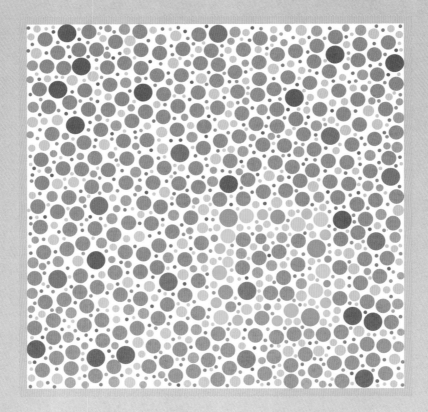

图 6

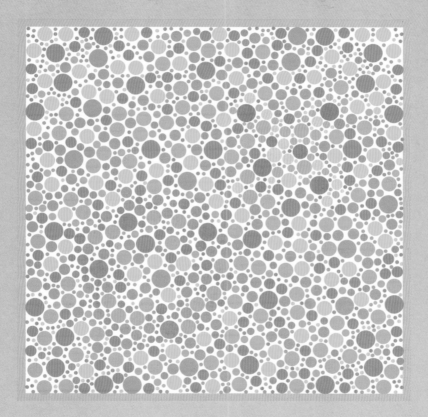

图 7

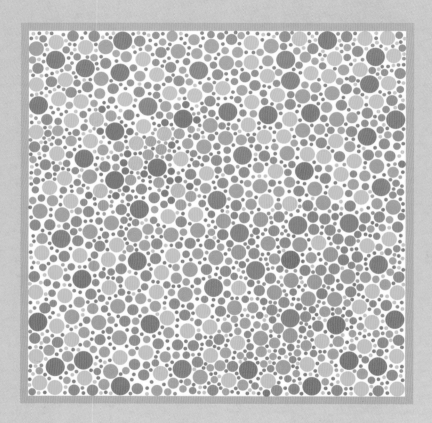

图 8

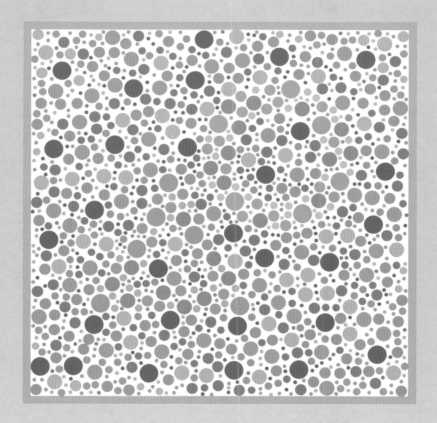

图 9

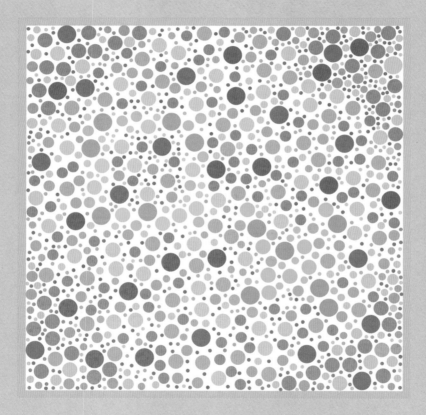

图 10

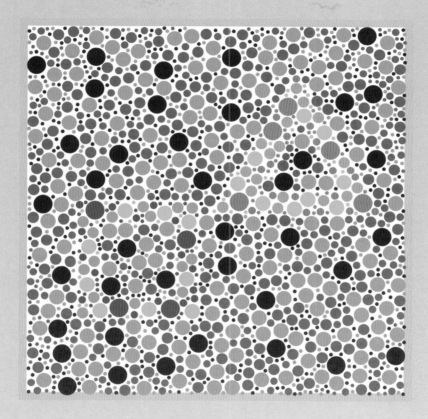

图 11

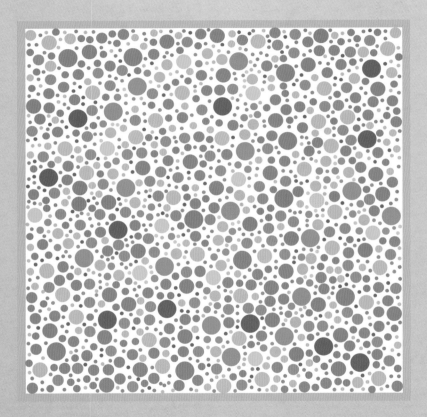

图 12

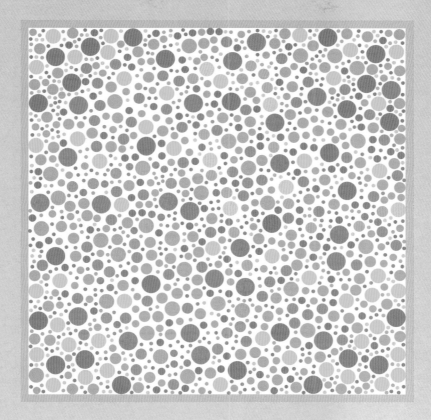

图 13

数字图

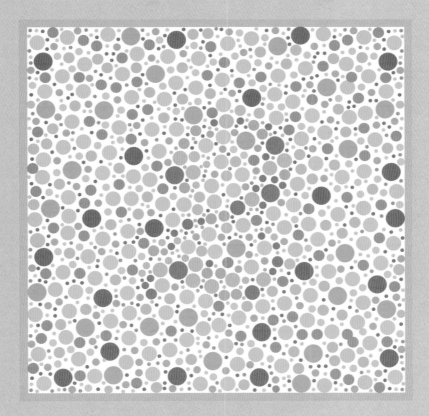

图 14

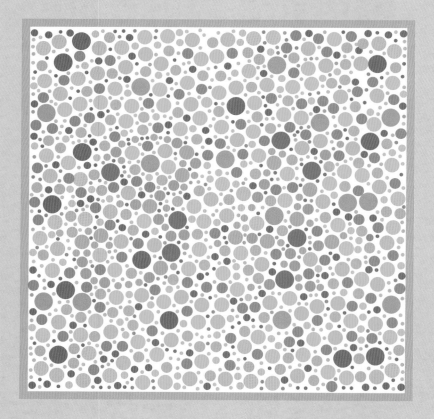

图 15

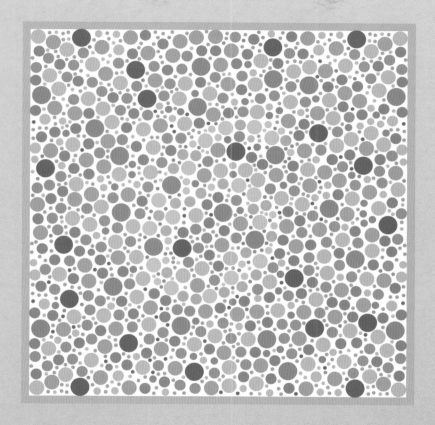

图 16

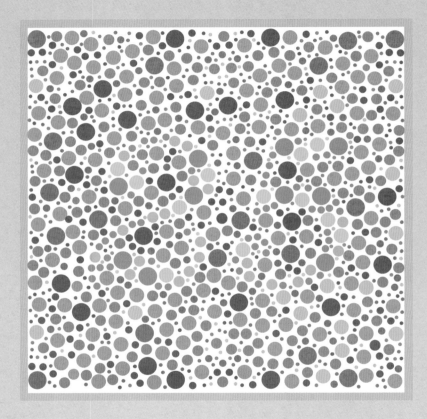

图 17

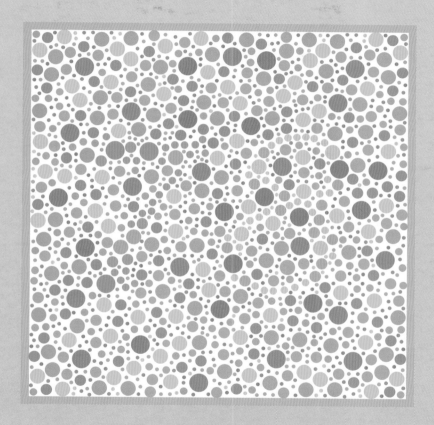

图 18

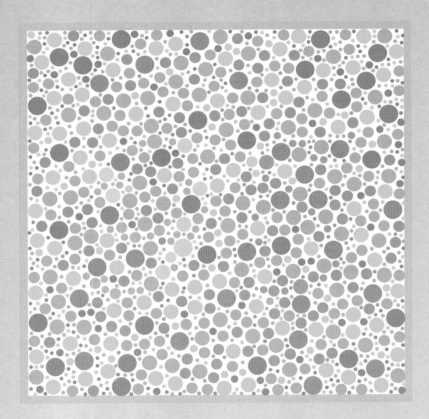

图 19

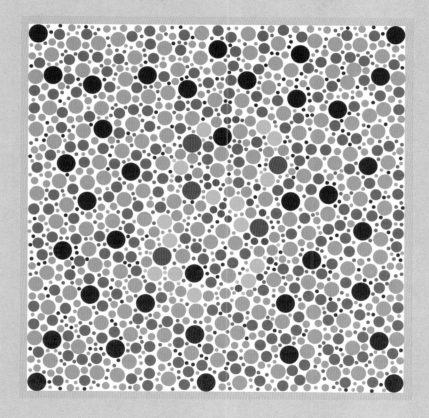

图 20

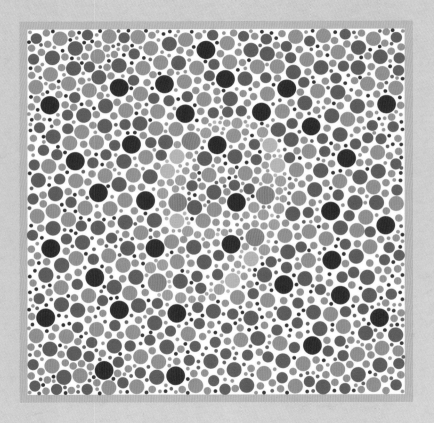

图 21

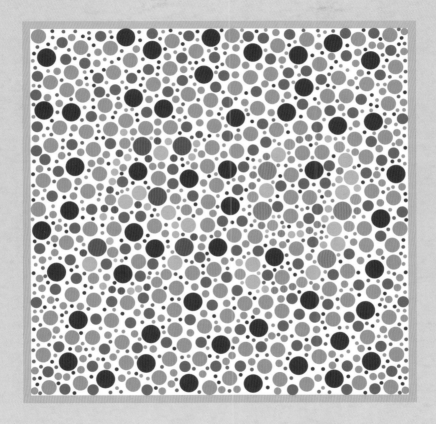

图 22

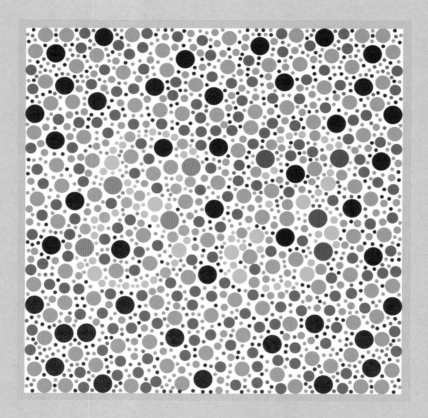

图 23

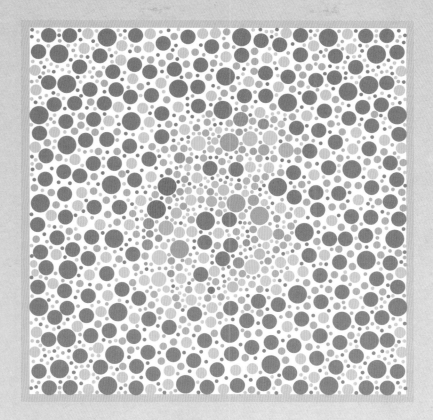

图 24

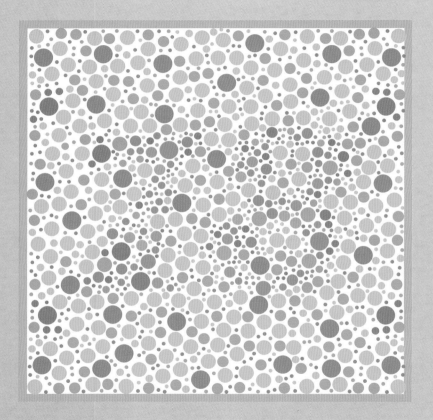

图 25

物体图

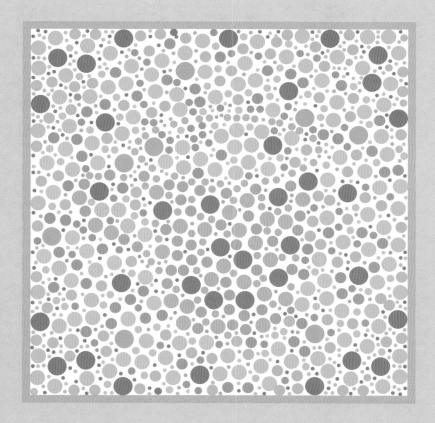

图 26

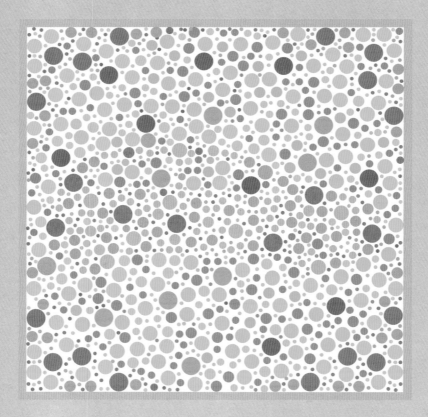

图 27

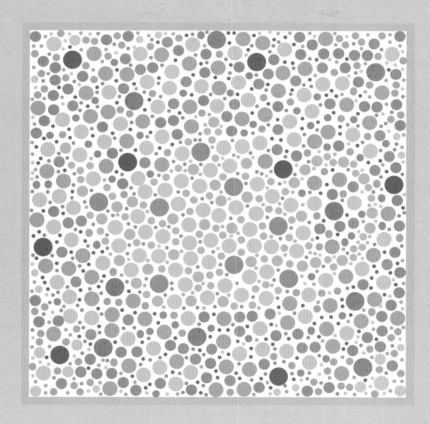

图 28

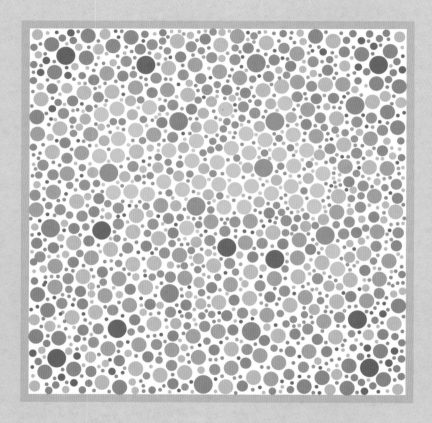

图 29

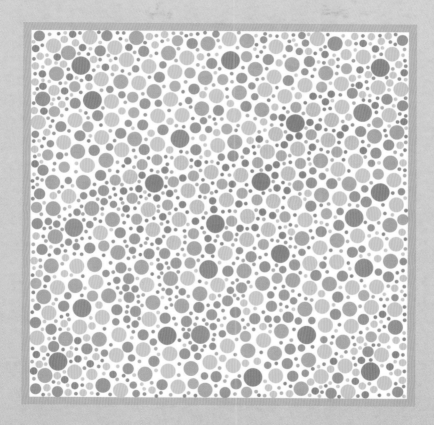

图 30

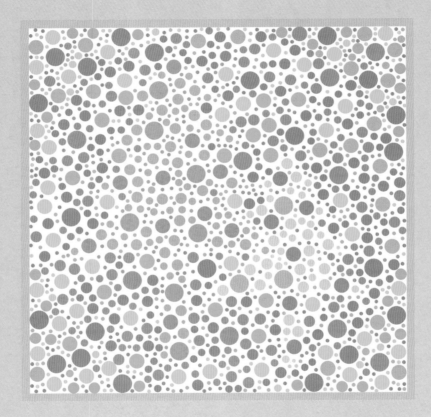

图 31

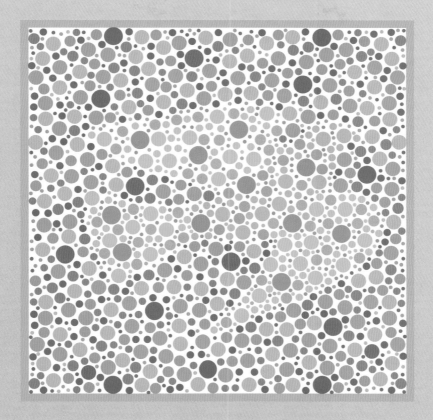

图 32

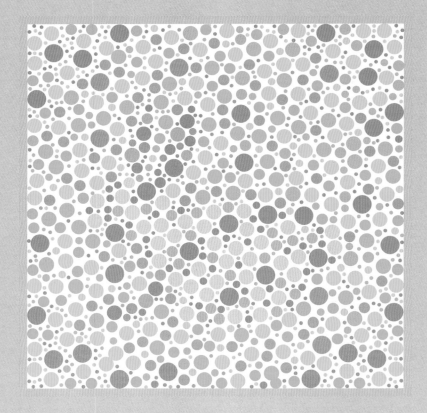

图 33

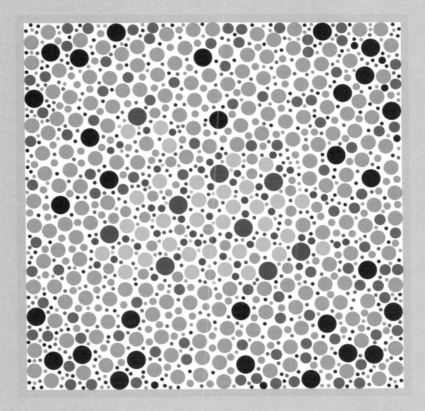

图 34

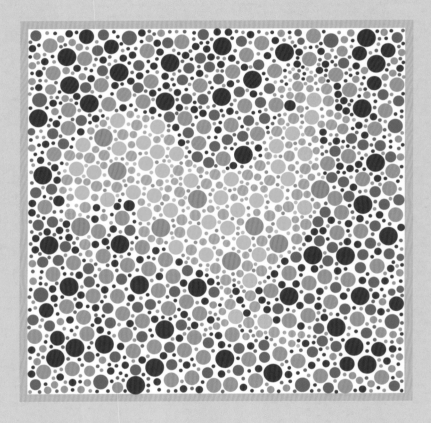

图 35

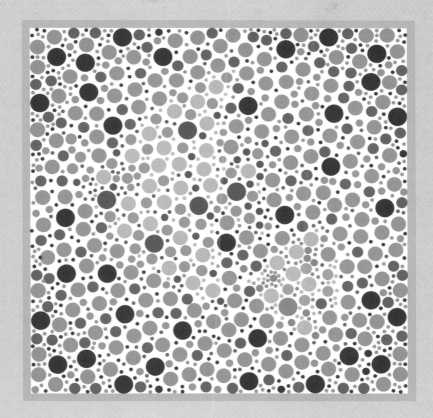

图 36

蓝黄色型

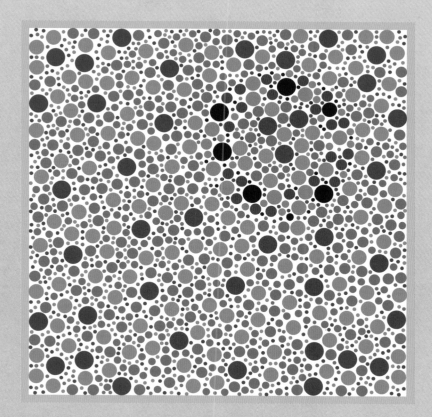

图 37

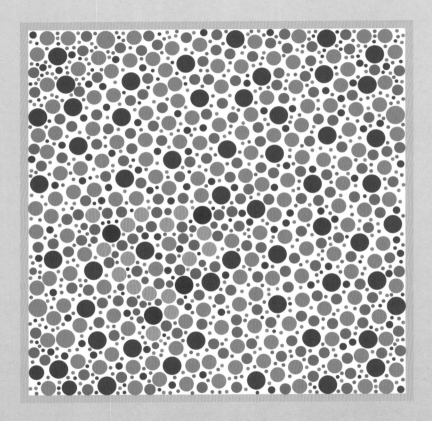

图 38

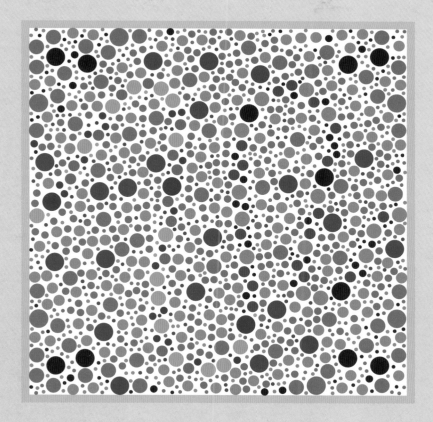

图 39

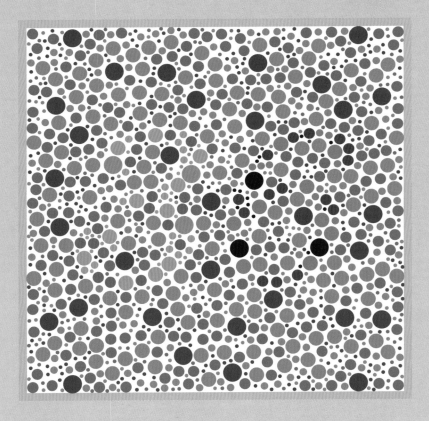

图 40

附件一　　色觉检查图的临床意义

图号	正常所见	红色觉异常	绿色觉异常	蓝黄色觉异常
1	3	3	3	3
2	方、圆	方、圆	方、圆	方、圆
3	线条	线条	线条	线条
4	飞机	飞机	飞机	飞机
5	叉	无法辨认	无法辨认	叉
6	方	无法辨认	无法辨认	方
7	圆、叉	圆	圆	圆、叉
8	叉、三角	三角	三角	叉、三角
9	三角、圆	无法辨认	无法辨认	三角、圆
10	方、叉	无法辨认	无法辨认	方、叉
11	方、三角	方	三角	方、三角
12	线条	无法辨认	无法辨认	线条
13	线条	前半段	前半段	线条
14	2	无法辨认	无法辨认	2
15	34	无法辨认	无法辨认	34
16	6	无法辨认	无法辨认	6
17	25	无法辨认	无法辨认	25
18	78	7	7	78
19	95	5	5	95

图号	正常所见	红色觉异常	绿色觉异常	蓝黄色觉异常
20	8	8	无法辨认	8
21	9	无法辨认	9	9
22	59	5	9	59
23	83	3	8	83
24	5	6	6	5
25	18	73 (78)	73 (78)	18
26	杯子	无法辨认	无法辨认	杯子
27	汽车	无法辨认	无法辨认	汽车
28	水壶	无法辨认	无法辨认	水壶
29	骆驼	无法辨认	无法辨认	骆驼
30	马	无法辨认	无法辨认	马
31	大树 / 小树	大树	大树	大树 / 小树
32	鸟	无法辨认	无法辨认	鸟
33	兔	无法辨认	无法辨认	兔
34	天鹅	天鹅	无法辨认	天鹅
35	公鸡	无法辨认	公鸡	公鸡
36	大鱼 / 小鱼	大鱼	小鱼	大鱼 / 小鱼
37	圆	圆	圆	无法辨认
38	三角	三角	三角	无法辨认
39	线条	线条	线条	无法辨认
40	36	36	36	无法辨认

附件二　　**色觉检查图的检查结果**

姓名：　　　性别：　　　年龄：　　　检查号：

视力：　　　右眼：　　　左眼：　　　临床诊断：

结果：

检查图类型	正确辨认图号	错误辨认图号	正确辨认率
几何图	5　6　7　8　9　10　11	5　6　7　8　9　10　11	___幅
线条图	12　13	12　13	___幅
数字	14　15　16　17　18　19 20　21　22　23　24　25	14　15　16　17　18　19 20　21　22　23　24　25	___幅
物体图	26　27　28　29　30　31 32　33　34　35　36	26　27　28　29　30　31 32　33　34　35　36	___幅
蓝黄色型	37　38　39　40	37　38　39　40	___幅

正确辨认率：_____幅 _____%

检查结论：红绿色觉异常　　　红色弱　　　绿色弱　　　红绿色弱

　　　　　　　　　　　　红色盲　　　绿色盲　　　红绿色盲

　　　　蓝黄色觉异常　　　色弱　　　色盲

检查者：

年　月　日